AF383988

CONTRIBUTION A L'ÉTUDE

DU

MAL PERFORANT

DANS LA PARALYSIE GÉNÉRALE PROGRESSIVE

PAR

Hildevert BERTHÉLEMY

DOCTEUR EN MÉDECINE DE LA FACULTÉ DE PARIS

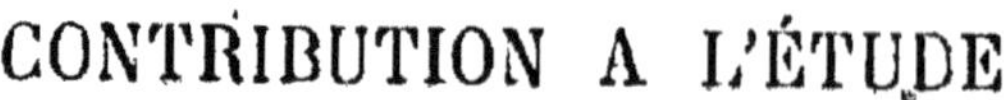

PARIS

OLLIER-HENRY, LIBRAIRE-ÉDITEUR

11, 13, RUE DE L'ÉCOLE-DE-MÉDECINE, 11, 13

—

1890

CONTRIBUTION A L'ÉTUDE

DU

MAL PERFORANT

DANS LA PARALYSIE GÉNÉRALE PROGRESSIVE

PAR

Hildevert BERTHÉLEMY

DOCTEUR EN MÉDECINE DE LA FACULTÉ DE PARIS

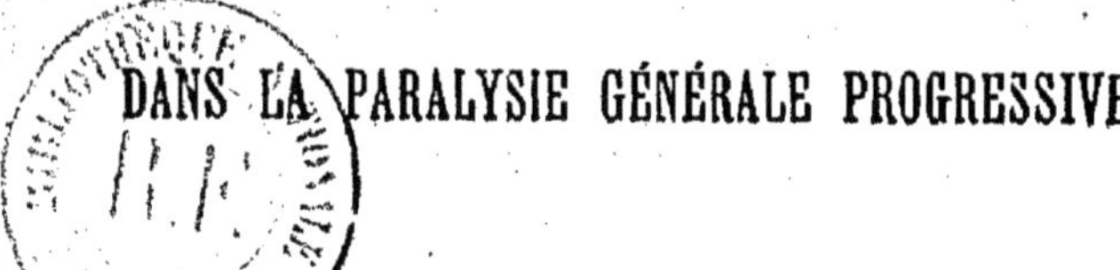

PARIS

OLLIER-HENRY, LIBRAIRE-ÉDITEUR

11, 13, RUE DE L'ÉCOLE-DE-MÉDECINE, 11, 13

1890

A LA MÉMOIRE DE MA GRAND'MÈRE

A MON PÈRE

A MA MÈRE

A MES AMIS

A M. LE DOCTEUR MARANDON DE MONTYEL

Médecin en chef de l'asile de Ville-Évrard

A MON PRÉSIDENT DE THÈSE

M. LE PROFESSEUR BALL

A MES MAITRES DANS LES HOPITAUX

CONTRIBUTION A L'ÉTUDE

DU

MAL PERFORANT

DANS LA PARALYSIE GÉNÉRALE PROGRESSIVE

———

INTRODUCTION

Mal perforant ou mal plantaire : à ce nom seul l'esprit évoque le souvenir des longues discussions qu'a soulevées depuis Nélaton, le premier qui l'ait décrite, l'étude de cette maladie qui, par ses caractères et son évolution, mérite une place spéciale dans le cadre nosologique : à ce nom seul, disons-nous, reviennent à la mémoire les savantes recherches auxquelles se sont livrées tant de hautes autorités scientifiques et les différentes théories qui ont été émises pour expliquer la pathogénie de cette étrange affection. La théorie nerveuse avec MM. Duplay et Morat, comme chefs de file, est celle qui maintenant compte le plus grand nombre d'adhérents et qui, pour l'heure actuelle, semble fixer la question.

Ayant eu l'occasion d'observer le mal plantaire chez deux paralysés généraux à l'asile des aliénés de Ville-Évrard, dans le service de M. le D\u1d63 Murandon de Montyel, l'idée nous est venue de recueillir de nouveaux cas analogues, de relater toutes les observations de même nature qui ont été publiées déjà, de rassembler enfin un contingent des faits capables de prouver qu'il existe vraiment un lien de causalité entre la paralysie générale progressive et le mal perforant, d'affirmer une fois de plus, en passant, l'origine nerveuse de la maladie de Nélaton. Nous rechercherons aussi quelle peut être la valeur clinique de cet ulcère dans le cours de la paralysie générale.

Avant d'aller plus loin nous tenons, à remercier M. le D\u1d63 Murandon de Montyel de la bienveillance qu'il n'a cessé de nous témoigner et des observations qu'il a bien voulu nous communiquer.

Nous prions aussi M. le professeur Ball d'agréer ici l'hommage de notre reconnaissance pour avoir daigné accepter la présidence de notre thèse.

Nous diviserons notre travail de la façon suivante :

Après avoir retracé à grands traits l'historique du mal perforant, nous consacrerons un chapitre spécial à la théorie de l'influence du système nerveux sur les troubles trophiques en général et sur la formation du mal plantaire en particulier.

Nous énumérerons ensuite, en les discutant pas à pas toutes les observations de maux perforants survenus dans le cours de la paralysie générale, que nous avons pu réunir dans ces courtes pages.

Puis nous passerons aux conclusions.

HISTORIQUE

Si nous compulsons les auteurs, nous voyons qu'avant Nélaton (1852) le mal plantaire était confondu avec les cors, notamment dans l'*Art de soigner les pieds* de M. Laforest (1782), et dans le *Manuel du pédicure* de M. Dudon (1824).

Plus tard Dupuytren (1830) essaie, dans une leçon, d'en fixer les caractères, et Lenoir (1837) décrit trois bourses séreuses dont l'inflammation serait le point de départ du mal perforant. Enfin, avant 1852, nous voyons tous les chirurgiens englober le mal perforant dans les ulcères ordinaires.

C'est à Nélaton que revient l'honneur, d'avoir pour la première fois, appelé l'attention des chirurgiens sur cette maladie qu'il décrivit sous le titre de *singulière affection des os du pied* (*Gaz. des hôp.*, 11 janvier 1852).

A quelque temps de là, Vésigné, suivant l'exemple donné par l'illustre chirurgien, entreprit, à son tour, la description de cette affection qu'il considéra comme une variété du *psoriasis palmaria*, et qu'il appela *mal perforant plantaire*. Mais ce nom de « mal perforant plantaire », qui lui est d'abord conservé par Leplat (th. de Paris, 1855), devait être changé plusieurs fois depuis. C'est ainsi que Sédillot (*Gaz. des hôp.*, 1865) adopte la dénomination d'*ulcère perforant*, Gosselin (*Gaz. des hôp.*, 1867), celle de *dermo-synovite ulcéreuse*, et enfin Montaignac (th. de Paris, 1868) celle d'*ulcère artério-athéromateux*.

Mais procédons maintenant à l'exposé rapide des diverses théories émises pour expliquer la nature du mal perforant, ce qui nous permettra en même temps de poursuivre l'énumération des principaux travaux auxquels cette étude a donné lieu.

Nous sommes en présence de trois théories : 1° *la théorie mécanique* ou *locale;* 2° *la théorie vasculaire;* 3° *la théorie nerveuse.*

La théorie mécanique ou locale veut expliquer la formation de l'ulcère par la compression seule. Parmi les partisans de cette opinion il convient de citer Lenoir, Sédillot, Gosselin, Després (1877) et Follin (*Path. ext.*). De nombreuses thèses soutiennent également cette théorie. Enfin Tillaux dans son *Anatomie topographique* s'exprime ainsi : « Le mal perforant est « le résultat d'une malformation congénitale ou acquise « du pied, qui fait que la pression du corps n'étant plus « uniformément répartie sur toute la voûte (du pied), « s'exerce en un point déterminé et amène insensible- « ment la série des accidents du mal perforant plan- « taire. Et la preuve, c'est que le repos seul guérit le « plus souvent un mal perforant, si invétéré qu'il soit ». D'après cet auteur, il se formerait d'abord un durillon, sous ce durillon une bourse séreuse qui s'enflamme et suppure : c'est, on le voit, à peu près l'opinion de Lenoir qui avait décrit trois bourses séreuses plantaires, ainsi que nous l'avons dit plus haut.

La théorie vasculaire s'efforce de rattacher la pathogénie du mal perforant à des troubles circulatoires produits par l'athérome. Ce fut une observation publiée par M. Péan (*Gaz. des hôp.*, 1863, p. 119), qui lui donna naissance. Beaucoup de chirurgiens se rangèrent à cet avis. C'est en effet l'opinion soutenue déjà par Morel-Lavallée (*Gaz. des Hôp.*, 1860), par Delsol (Th. de Paris, 1864), par Dolbeau dans ses « leçons cliniques » 1867, par Maurice Raynaud (*Dict. de méd.*, art. *Pied*), enfin par Montaignac (Th. de Paris, 1868), qui tous, incriminent une lésion athéromateuse des vaisseaux entravant la circulation dans les capillaires et provoquant la perte de vitalité des tissus.

La théorie nerveuse avec Duplay et Morat (*Arch. de Méd. et de Chir.*, 1873), avec Pitres et Vaillard (*Arch. de Névrol.*, 1883-1885), vient à son tour battre en brèche la théorie vasculaire. Les mémoires de ces auteurs contiennent en effet de nombreuses observations qui tendent à démontrer le mal fondé de la théorie artérielle. Les autopsies faites par MM. Duplay et Morat, Pitres et Vaillard, établissent en effet que les artères voisines du mal plantaire sont très rarement atteintes d'athérome, mais qu'on y rencontre plutôt une endartérite de voisinage, subaiguë ou chronique, s'éteignant toujours à une faible hauteur dans la jambe ou dans la cuisse; tandis qu'au contraire la lésion nerveuse est constante et qu'on peut la suivre aussi haut qu'on veut la rechercher. Cette lésion nerveuse déterminerait donc des troubles trophiques analogues à ceux qu'on rencontre à la pulpe des doigts et aux ongles à la suite de la section des nerfs du bras. En principe, cette théorie de l'influence nerveuse sur la nutrition des tissus en général n'est pas nouvelle ainsi qu'on pourra le voir au chapitre qui suit.

INFLUENCE DES LÉSIONS DU SYSTÈME NERVEUX

1° Sur la mortification des tissus en général.
2° Sur la formation du mal perforant en particulier.

I.

DE L'INFLUENCE DES LÉSIONS DU SYSTÈME NERVEUX SUR LA MORTIFICATION DES TISSUS EN GÉNÉRAL.

Dès longtemps on soupçonna le rôle important que devait jouer le système nerveux sur la nutrition des tissus et déjà, vers le milieu du siècle dernier, Quesnay dans son *Traité de la gangrène* (1749), pense qu'en sectionnant tous les nerfs d'un membre on peut en provoquer la gangrène ; c'était faire aux lésions nerveuses un procès de tendance à la mortification des tissus.

En 1817, les physiologistes, voulant contrôler ce fait, firent des recherches en ce sens, mais les résultats obtenus par eux ne furent pas confirmatifs tout d'abord ;

aussi les uns, comme Bichat, rejetèrent-ils complétement l'opinion de Quesnay, et les autres l'acceptè-
rent, mais en faisant des restrictions. Mais, peu à peu,
nous voyons s'accumuler de nouveaux faits qui viennent jeter la lumière sur cette question et militent en
faveur de l'influence nerveuse.

C'est d'abord Kramerer qui fait remonter la production de certains ulcères de l'estomac à des lésions
profondes de la base de l'encéphale. Puis, c'est Claude
Bernard qui, par la section du trijumeau, obtient la
fonte de l'œil. Enfin, c'est Brown-Séquard qui, après
avoir sectionné la moelle chez plusieurs centaines d'a-
nimaux, observe la plupart du temps chez ces vivisec-
tionnés une atrophie à marche lente.

Les cliniciens, de leur côté, ne restent pas inactifs,
et rivalisent d'ardeur avec les physiologistes sur ce
terrain, pour établir l'existence des gangrènes d'origine nerveuse, et voici ce que nous pouvons lire dans
la « thèse inaugurale de Zambaco en 1857 » : « La plupart des auteurs n'ont pas fait intervenir suffisamment
« le système nerveux dans la production de la gangrène
« spontanée ; ordinairement on ne fait jouer à ce sys-
« tème qu'un rôle secondaire dans le développement
« de cette maladie... Le système nerveux seul, per-
« turbé dans ses fonctions, cessant d'influencer norma-
« lement les différents tissus de l'économie, leur im-
« prime l'impuissance de vivre sans qu'il y ait la
« moindre lésion dans les artères et dans les veines ».

Nous pourrions citer l'opinion d'autres auteurs, mais ne multiplions pas les exemples, et contentons-nous de constater que l'élan était cette fois donné, que l'ère des recherches était réellement ouverte. La solution d'un problème aussi intéressant ne pouvait manquer de tenir en haleine la curiosité des observateurs et d'exercer leur sagacité. Et nous pouvons dès lors assister chaque jour à l'affermissement, à la confirmation de la théorie de l'influence nerveuse. Elle est bientôt admise en principe par tous les savants; mais là où les divergences d'opinion commencent, c'est quand il s'agit d'expliquer le mécanisme de son action sur les troubles de nutrition. De là diverses théories.

Ainsi nous nous trouvons d'abord en présence, avec Schiff et Brown-Séquard, de la théorie vaso-motrice. Ces deux auteurs, en effet, considèrent tous deux les vaso-moteurs comme la voie de transmission par laquelle le retentissement d'une lésion du système nerveux se ferait sur la périphérie. Mais ils diffèrent déjà dans l'interprétation de ce fait.

Tandis que Schiff invoque une action *neuro-paraly-tique* ou *vaso-dilatatrice*, et que, selon lui, il se produit dans les régions hypérémiées par la paralysie des vaso-moteurs, des altérations de nutrition, et sous l'influence d'irritations extérieures, des pertes de substances ; Brown-Séquard, au contraire, explique ces troubles de nutrition par la constriction permanente des vaisseaux, constriction provoquée par *l'irritation* des nerfs vaso-moteurs, et admet une action vaso-constrictive par « irritation ».

Nous n'insisterons pas sur l'insuffisance de cette théorie vaso-motrice. Schiff surtout est en désaccord avec les données physiologiques d'abord, car on n'a jamais noté de troubles trophiques à la suite de la section du ganglion cervical supérieur (expérience de Cl. Bernard) ; il est en contradiction ensuite avec les données cliniques, car dans l'hyperhémie neuro-paralytique il y a élévation du chiffre thermique, tandis que dans les troubles trophiques il y a toujours abaissement de la température.

Charcot (*Leçons sur les maladies du système nerveux*, 1876), combat l'opinion de Brown-Séquard. Selon lui, l'*irritation* morbide produite sur les nerfs agirait non pas sur les vaisseaux, mais retentirait directement sur les éléments anatomiques ; elle porterait le trouble dans la nutrition, dans les échanges intimes de ces éléments, et y provoquerait le développement consécutif d'un processus inflammatoire.

Nous passerons outre à la théorie des nerfs trophiques de Samuel, car l'existence de ces nerfs n'a jamais été démontrée.

En résumé, toutes ces théories sont insuffisantes pour expliquer la production des troubles trophiques ; aussi Vulpian admit-il, pour rester d'accord avec les données anatomo-pathologiques, que les centres nerveux, par la voie des filets nerveux, exercent une influence trophique, régulatrice, sur la nutrition intime des tissus, et que cette influence peut se trouver pervertie dès qu'il existe une lésion portant, soit sur les centres, soit sur les nerfs conducteurs.

Telle est la théorie généralement acceptée pour l'heure actuelle et nous devons l'admettre jusqu'à nouvel ordre.

On trouvera peut-être oiseuse cette digression que nous venons de faire sur les troubles trophiques en général, mais nous croyons qu'elle est un exorde favorable, une préface nécessaire à l'intelligence, à l'acceptation de la théorie de l'influence nerveuse sur la formation du mal perforant en particulier. Abordons maintenant cette question qui intéresse directement notre sujet.

II

DE L'INFLUENCE DES LÉSIONS DU SYSTÈME NERVEUX SUR LA FORMATION DU MAL PERFORANT EN PARTICULIER.

C'est Poncet de Cluny (*Recueil de Méd., de Chir. et Ph. mil.*, 1864) et Lucain (Thèse de Montpellier, 1868) qui, les premiers, signalèrent les lésions nerveuses comme causes du mal perforant. Lucain cite deux observations : l'ulcère succède, dans le premier cas,

à une compression de la moëlle produite par une fracture des vertèbres; dans le second cas, le mal plantaire
était apparu à la suite d'une compression du sciatique
causée par une fracture du fémur.

En 1873, MM. Duplay et Morat, reprenant l'étude
de cette catégorie de maux perforants, établirent,
dans un mémoire vraiment remarquable, l'origine nerveuse de l'affection qui nous occupe. Ils se basent sur
un certain nombre d'observations cliniques, où la maladie de Nélaton s'était développée, soit à la suite de
blessure ou de compression du sciatique ou de la
moelle, soit dans le cours d'une ataxie locomotrice.
Après avoir en effet, dans chacun de ces cas, procédé
à un examen anatomo-pathologique minutieux, suivant les indications les plus rigoureuses de la micrographie, ils constatèrent dans les tubes nerveux l'existence constante d'une névrite parenchymateuse et interstitielle qui, selon eux, présiderait toujours à la
formation du mal perforant. Cette névrite atrophique
trouve son véritable type dans la dégénération que
l'on rencontre dans les bouts périphériques des nerfs
sectionnés (dégénérescence wallérienne) ; elle suit
une marche descendante. MM. Duplay et Morat font
valoir en outre, à l'appui de leur opinion, l'indolence
du mal plantaire, le peu de douleur que fait ressentir
l'exploration et la zone anesthésique qui l'entoure le
plus souvent.

À leur tour MM. Pitres et Vaillard (*Archiv. de Phy*-

siologie, 1885) dans un mémoire également bien connu, donnent une description très précise des « lésions graves, profondes, étendues » des nerfs périphériques, dans deux cas de maux perforants plantaires.

Nous pourrions citer d'autres travaux récents, celui de Fischer entr'autres, où se trouvent des observations analogues à celle de MM. Duplay et Morat, Pitres et Vaillard; mais tenons-nous-en aux deux mémoires dont nous venons de parler, mémoires absolument classiques, et émanant d'une source autorisée.

Donc la névrite dégénérative est un fait constant dans les observations de maux perforants. Mais est-ce là une simple coïncidence, ou existe-t-il réellement une relation de cause à effet entre la dégénération nerveuse et l'ulcère ? Et si oui, comment les rôles sont-ils répartis ? La dégénération nerveuse est-elle secondaire au mal perforant, ou celui-ci est-il consécutif aux phénomènes névritiques ? Tâchons de répondre à ces questions.

1° Est-ce une simple coïncidence ? A cela, nous répondrons que MM. Déjerine et Leloir (*Archiv. de Physiologie*, 1881) ont fait l'examen histologique des nerfs chez un certain nombre d'individus qui, de leur vie, n'avaient présenté de troubles de nutrition, et que jamais l'autopsie ne leur a révélé, chez ces individus, l'existence d'aucune lésion des filets nerveux, soit à la périphérie, soit à la racine.

2° La névrite est-elle secondaire au mal perforant ?

Disons que Déjerine a encore démontré qu'on ne ren-. contre jamais la névrite chez les personnes mortes de gangrène par embolie.

3° La dégénération nerveuse est-elle donc primitive? C'est ce que nous sommes obligé d'admettre. Les expériences de M. Laborde sont d'ailleurs venues confirmer ce fait. M. Laborde a en effet par la section du sciatique, obtenu presque constamment des troubles trophiques, des mortifications des phalanges et des orteils.

La dégénération des nerfs, qui tient sous sa dépendance immédiate le mal plantaire, reconnaît à son tour, comme causes déterminantes, les lésions nerveuses centrales ou périphériques, spontanées ou traumatiques; mais les affections centrales spontanées doivent, seules, nous intéresser ici. Or, on a rencontré le mal perforant dans l'ataxie locomotrice, et MM. Trélat, Leloir, Ball, Christian, Hanot, Arnozan, etc., ont réuni un grand nombre d'observations de cette nature.

L'atrophie musculaire progressive occupe le second rang dans la production du mal plantaire; puis vient enfin la paralysie générale progressive.

DU MAL PERFORANT DANS LA PARALYSIE GÉNÉRALE PROGRESSIVE

A ce sujet C. Martin (Th. de Lyon, 1885) écrivait :
« La méningo-encéphalite diffuse ne localise pas seu-
« lement ses ravages sur le cerveau, mais frappe le
« système cérébro-spinal tout entier. Il y a là une dif-
« fusion pathologique qui est à rapprocher des altéra-
« tions généralisées de la sclérose en plaques et du
« tabès. D'un autre côté les troubles trophiques étant
« très fréquents dans la paralysie générale, n'est-on
« pas en droit de les considérer comme une manifes-
« tation de la lésion cérébro-spinale liée à cette
« affection ? Certainement oui ; c'est l'opinion de
« MM. Hanot et Christian ».

Martin ajoute que le mal perforant est une complication rare de la démence paralytique, et ne rapporte
que trois exemples, « les seuls qui existent, dit-il, à
peu près sûrement ».

Nous rapportons aussi ces trois faits, que nous ajou-
tons à ceux qui ont été publiés depuis, et à ceux que
nous avons pu recueillir personnellement.

OBSERVATIONS

OBSERVATION I

(Lancereaux. Traité d'Anatomie Pathologique, T. 2,
p. 71.
Mal perforant du pied gauche survenu dans le cours de
la paralysie générale.

La nommée Th..., âgée de 35 ans, soignée par moi à l'hôpital Saint-Antoine d'une paralysie générale, accompagnée d'un léger degré d'ataxie dans la marche et d'anesthésie des membres inférieurs, fut prise tout d'abord dans le genou droit d'un léger épanchement qui disparut en laissant des craquements.

Un mois plus tard survint peu à peu, sans cause appréciable, à la partie externe du pied droit, au niveau du cuboïde, un gonflement mal circonscrit, qui successivement envahit tant la face plantaire que la face dorsale du pied, et cela dans une étendue de 4 à 5 centimètres. A la plante du pied on constate, tout à fait au centre de la partie tuméfiée, une sorte de durillon, et à son pourtour une zone de peau très rouge, puis simplement rosée ; peu de temps après l'épiderme épaissi était soulevé par un liquide séro-sanguinolent, dont la concrétion produisit une croûte brunâtre, au-dessous de laquelle existait un petit ulcère qui persista. Vers la même époque, survient à la partie externe du pied gauche, au niveau de l'articulation du cinquième métatarsien avec la phalange correspondante, un gonflement assez semblable, très ferme, qui envahit toute l'épaisseur du pied et s'accompagne d'une rougeur très vive. Quelques semaines plus tard la rougeur s'efface et laisse à sa suite une desquamation épidermique, puis apparaît à la plante du pied une petite tumeur saillante, d'une rougeur violacée, et de la grosseur d'un petit furoncle, manifestement fluctuante, qui s'ouvre et laisse à sa suite un ulcère. Bientôt après, il se manifeste à la face dorsale du pied, une tumeur semblable, qui se perfore sans suppurer et détermine un ulcère en cul de poule. Un stylet, promené sur cet ulcère, finit par s'enfoncer dans un trajet fistuleux, jusqu'à l'os. Cet état persiste avec les mêmes caractères jusqu'à la mort.

L'autopsie révèle l'existence d'une méningo-encéphalite diffuse et d'une sclérose étendue de la moelle épinière. Il existe un ulcère de la plante du pied droit avec induration des tissus sous-jacents, ostéite du cinquième métatarsien et aussi du cuboïde. A gauche, l'ulcère de la plante du pied est couvert d'une croûte; celle-ci enlevée, on reconnaît qu'il s'étend jusqu'à l'os. Cet ulcère, aussi bien que celui de la face dorsale, se trouve circonscrit dans toute son étendue par des tissus fort indurés et lardacés. Les vaisseaux situés au milieu de ces tissus ont leurs parois épaissies; les nerfs sont tuméfiés; les fibres musculaires atrophiées. Les os sont particulièrement affectés. Le cinquième métatarsien est doublé ou triplé de volume, du moins dans sa moitié antérieure, qui est soudée avec la partie correspondante de la phalange épaissie. Mais au centre de cette ankylose existe une perte de substance de chacun des deux os, en forme d'anneau circulaire pratiqué à l'emporte-pièce. Le quatrième métatarsien et la phalange correspondante sont peu altérés. Les os du pied le sont encore moins ou pas du tout. Un bourrelet osseux de nouvelle formation existe au pourtour des surfaces articulaires des os qui composent les deux genoux; ce bourrelet est plus prononcé à gauche.

En résumé, sous l'influence de l'altération des centres nerveux et de la moelle épinière en particulier, il s'est produit dans ce cas une inflammation des os et des parties molles du pied, qui a déterminé une ulcération avec perforation de cette partie du membre, pour ainsi dire dans toute son épaisseur.

Cette observation de mal perforant survenu dans le cours de la paralysie générale, publiée par M. Lancereaux dans son *Traité d'Anatomie pathologique*, en 1870, doit nous intéresser à plus d'un titre. D'abord, outre qu'elle est la bienvenue, puisqu'elle vient grossir le nombre des faits analogues que nous avons pu recueillir, elle a pour nous l'importance à signaler d'être la première en date : c'est en effet, à notre connaissance du moins, la plus ancienne observation de ce genre qui ait paru. Ensuite, l'autopsie, pratiquée avec le plus grand soin par M. Lancereaux, expose avec tant de précision les lésions portant sur les différents tissus envahis par l'ulcère, qu'il ne peut subsister aucun doute sur la vraie nature de ce dernier. D'autre part, en révélant l'existence d'une méningo encéphalite diffuse, l'autopsie confirme à son tour le diagnostic de paralysie générale, porté par le savant clinicien.

Mais continuons l'exposé de nos observations, et pour suivre l'ordre chronologique rapportons tout d'abord deux observations que nous extrayons du mémoire de M. Christian (*Annales médico-psychologiques*, 1882). Les voici :

OBSERVATION II

M. Christian. Annales médico-psychologiques, 1882.
Paralysie générale de cause inconnue. — Au début, violente agitation maniaque. — Mal perforant du pied.
— Rémission.

X...., négociant grec d'Athènes, 48 ans, grand, brun, de forte constitution, entre le 17 octobre 1880 à la maison de Charenton, présentant tous les symptômes de l'excitation maniaque de la paralysie générale. Cette excitation ne diffère pas de celle que nous sommes habitué à voir. Mais M. X... présente un symptôme remarquable, qui d'ordinaire, n'apparaît qu'à la période ultime de la maladie, c'est un grincement de dents continuel, dont le malade paraît n'avoir pas conscience. Les premiers symptômes remontent à quelques semaines; on a suspecté la syphilis et un traitement spécifique énergique a été institué et poursuivi sans aucun résultat.

Il existe chez M. X.... un mal perforant du pied, au gros orteil gauche; ce mal, qui aurait débuté il y a deux ans (?) existe sur la face plantaire du gros orteil gauche, sous forme d'une ulcération irrégulière, à bords taillés à pic et épais, à fond grisâtre. Un stylet introduit dans la plaie, pénètre jusque dans l'articulation, et permet de constater que les surfaces articulaires sont rugueuses et dénudées. L'ulcère exhale une odeur infecte, mais il ne cause aucune douleur au malade qui, quoiqu'on puisse lui dire, ne reste pas tranquille un instant. On peut explorer la plaie de toutes les façons sans qu'il accuse aucune douleur; l'insensibilité s'étend sur toute la face plantaire de l'orteil. Cette affection du pied fut traitée, selon les indications de M. le professeur Panas, par un pansement au styrax et au camphre, avec lavage à l'alcool phéniqué.

M. X...., se calma graduellement, au mois de mai 1881 sa famille put le retirer et le faire retourner en Grèce; il était en parfaite rémission. La plaie du pied était restée stationnaire; plusieurs esquilles s'étaient détachées, l'ulcère paraissait un peu diminué. J'ai appris depuis que le malade avait succombé, mais je n'ai rien pu savoir sur la dernière période de sa maladie.

OBSERVATION III

(M. Christian, Annales médico-psychologiques, 1882).
Paralysie générale au début. — Excitation maniaque.
— Mal perforant du pied double. — Rémission pendant quelques semaines. — Délire hypocondriaque.
— Refus d'aliments. — Mort.

Un jeune officier, âgé de 31 ans, de bonne constitution, ans antécédents héréditaires, entre le... 188...., en proie à une

agitation maniaque incoercible, avec symptômes évidents de
la paralysie générale.

La période d'agitation se prolongea durant plusieurs semaines, le calme ne revint qu'à la suite d'un accident fortuit.
Une chute que fit M. X.... détermina une entorse du pied
droit qui força de le placer à l'infirmerie et de le faire garder le
lit. On put alors soumettre à un traitement méthodique un
mal perforant qui existait au pied gauche lors de l'entrée du
malade.

A la face plantaire du gros orteil gauche on voit une
ulcération circulaire, large comme une lentille, à bords décou-
pés à pic ; cette ulcération est peu profonde, un stylet, même
très fin, ne pénètre pas jusqu'à l'os ; du fond de la plaie émer-
gent des bourgeons charnus, qui saignent au moindre contact,
et qu'il faut réprimer journellement au moyen de la pierre in-
fernale ; sur le gros orteil du pied droit, le mal avait existé en
1880 ; il avait guéri après un traitement de quelques mois. Le
mal actuel reste à peu près stationnaire ; il ne gagne ni en
étendue ni en profondeur. Dans les premiers temps, il y eut, à
plusieurs reprises, et chaque fois à la suite d'imprudences
commises par le malade, des poussées inflammatoires à la
face interne de la jambe et de la cuisse ; sur la cuisse, notamment, il y a eu plusieurs fois un œdème inflammatoire avec
rougeur érysipélateuse, qui cédait rapidement à des applica-
tions de teinture d'iode et au repos au lit. M. X... se plaignait
de très vives douleurs dans la cuisse : douleurs rhumatismales,
disait-il. Je les trouvais plutôt analogues aux douleurs fulgurantes des ataxiques. Jamais ni sucre ni albumine dans les
urines.

Le mal perforant resta à peu près stationnaire ; l'état mental s'améliora rapidement, et vers le mois d'octobre, M. X...
était en rémission. Toute idée délirante avait disparu ; seul
l'embarras de la parole persistait avec l'inégalité des pupilles.
L'intelligence était visiblement affaiblie ; on remarquait surtout
cette puérilité et cette insouciance si caractéristique chez les
paralytiques en rémission.

Quoiqu'il en soit M. X.... allait aussi bien que possible, il
réclamait sa sortie, qui allait lui être accordée, quand, dès le
mois de décembre il devint triste, préoccupé, pleurant facile-

ment. Bientôt apparut un véritable délire hypocondriaque, et il fallut recourir à l'alimentation forcée. Le marasme fit de rapides progrès, et emporta le malade dans le courant de février. L'autopsie n'a pu être faite.

Nous avons recherché si entre la première observation de M. Lancereaux et les deux cas rapportés par M. Christian, c'est-à-dire de 1879 à 1882, d'autres faits analogues avaient été relatés, mais nous n'avons rien découvert de semblable. .

Remarquons maintenant que dans les deux cas précédents nous trouvons réunis le mal perforant et la paralysie générale sans complication d'affections médullaires, et qu'il est par conséquent difficile d'invoquer, pour expliquer la production de l'ulcère, d'autre cause que la démence paralytique.

Autre remarque fort intéressante également ; dans l'histoire des deux malades de M. Christian nous voyons à l'excitation violente du début succéder bientôt, dès l'apparition, et suivant les progrès du mal plantaire, une rémission plus ou moins longue. Le mal perforant semblerait donc avoir une influence favorable sur la marche de la paralysie générale.

Empressons-nous donc d'enregistrer ces deux exemples de rémission.

Nous avons trouvé dans la thèse de M. Martin Raget (Lyon, 1885) l'observation que l'on va lire.

OBSERVATION IV

M. Martin Ragel, thèse de Bordeaux, 1885.

A... Isc..., de la province de Constantine, maître sellier, est entré à l'Asile des aliénés de Saint-Pierre de Marseille dans un état d'agitation considérable. Délire maniaque, puis hypocondriaque. Tremblements des mains et de la langue. Embarras de la parole, inégalité pupillaire. Hallucinations de la vue, il croit voir un individu qui veut faire du mal à sa femme. Le 22 juin, quand nous le voyons, il est plus calme et dit ne pas avoir mangé depuis des années ; il assure qu'on lui vole sa nourriture et qu'on lui boit son vin, tandis qu'il jouit d'un embonpoint considérable, mange et boit beaucoup. On n'a aucun renseignement sur ses antécédents. Il est porteur d'un mal perforant à la face plantaire du gros orteil gauche au niveau de la première articulation métatarso-phalangienne. Anesthésie complète de l'ulcère s'étendant en diminuant à la face interne et postérieure de la jambe jusqu'au creux poplité. Le stylet pénètre jusque dans l'articulation. A droite, un durillon symétrique. Les ongles sont longs et très épais ; on remarque sur la jambe affectée de l'ulcère, d'anciennes cicatrices blanches et rondes ressemblant à celles que laisse l'ecthyma après lui. Pas de traces de syphilis. Depuis près d'un an que ce malade est dans l'hospice, son mal perforant, qui semblait s'améliorer, a subi deux récidives correspondant à deux périodes pendant lesquelles il souffrait de sa jambe.

A la lecture de cette observation, se prononcer d'emblée en faveur de la paralysie générale, serait au moins fort imprudent ; et, en accordant aux hallucinations de la vue auxquelles est en proie le malade, l'imortance qu'elles méritent, ne serait-on pas aussi bien autorisé à se croire en présence d'un alcoolique ? D'ailleurs grâce aux recherches ultérieures que M. Marandon de Montyel a faites dans les registres de l'asile Saint-Pierre de Marseille, alors qu'il était médecin de cet établissement, nous possédons maintenant quelques renseignements complémentaires sur l'histoire de Isc... Ainsi, nous savons que ce malade placé volontairement le 24 décembre 1884 est mort accidentellement du choléra, sept mois après son admission, le 5 août 1885 ; qu'il avait eu en juillet un phlegmon diffus de la jambe correspondant à l'ulcère perforant : son état physique et mental ne s'était toutefois pas amélioré. Au dossier se trouvait joint un certificat d'un docteur de Constantine, médecin ordinaire du malade, ce certificat était ainsi conçu : Isc... est atteint *d'alcoolisme chronique et de délire lypémaniaque (manie des persécutions).*

Parmi les réflexions que ces nouveaux détails inspirent à M. Marandon de Montyel nous détachons le passage suivant : « Aujourd'hui, chacun sait combien l'alcoolisme chronique revêt parfois tous les caractères physiques et psychiques de la paralysie générale. Seule peut-on dire l'évolution de cette maladie permet le diagnostic différentiel... Par malheur, ici, le choléra a enrayé cette évolution, mais le diagnostic porté par le médecin ordinaire du malade doit, me semble-t-il, être pris en sérieuse considération, et il est dès lors permis de se demander si le mal perforant de Isc... n'était pas le produit de l'alcoolisme, et non de la paralysie générale ». (*L'encéphale*, 1888, *Mém. sur le mal perforant*).

Faisons donc ici nos réserves sur le diagnostic et notons aussi que l'état physique et mental de Isc... ne s'est jamais amélioré.

OBSERVATION V

(M. Christian, Journal de l'Encéphale, 1888).
Ataxie locomotrice depuis 1877. — En 1886 début d'une paralysie à forme expansive. — Marche parallèle des deux affections. — Mal perforant du pied droit datant de 1885.

Homme de 50 ans, marié, sans enfant, né en Suisse, mais habitant Paris où il était bijoutier. Il est entré à Charenton le 5 mai 1887, en proie à de l'excitation maniaque caractéristique de la paralysie générale. Il avait été arrêté par la police à la suite d'une altercation avec un cocher de fiacre qu'il avait menacé d'une canne à épée.

A son entrée, il vantait son savoir, faisait des vers, composait des charades, se vantait d'avoir appris tout seul l'anglais et la musique, se proposait de donner une fête splendide aux malades et vantait beaucoup sa femme, plus belle, disait-il, que celle du roi Candaule. Il avait de l'embarras marqué de la parole et une légère conjonctivite avec mydriase, mais il prenait de l'iodure de potassium depuis longtemps.

Des renseignements obtenus, il résulte que, depuis 1877, cet homme souffre de douleurs fulgurantes, de parésie vésicale, etc., et qu'il a vu M. Charcot ; une consultation de ce maître porte : *tabes dorsalis incipiens.* Depuis cette époque le malade a suivi une foule de traitements antisyphilitiques et autres, sans que les symptômes tabétiques se soient amendés.

Les premiers troubles intellectuels dataient d'un an. Il devint entreprenant, voulut spéculer pour gagner une fortune immense et se ruina.

Depuis l'admission à Charenton la situation est restée à peu près la même, le malade a l'intelligence affaiblie, beaucoup d'optimisme ; il se croit supérieur en tout. Les symptômes de paralysie générale et d'ataxie évoluant parallèlement ; les douleurs fulgurantes reviennent avec fréquence. Les meilleurs résultats thérapeutiques sont obtenus par l'iodure de potassium à petites doses.

En plus de toute cette symptomatologie, l'aliéné présentait, au moment de son entrée, un mal perforant, siégeant au gros orteil du pied droit, non pas à la face plantaire, mais au niveau de l'articulation métatarso-phalangienne. Ce mal, au dire du malade, remontait à deux ans avant l'admission. A Charenton, il est resté à peu près stationnaire, avec des alternatives d'aggravation et d'accalmie. Plusieurs fois, à la suite surtout de fatigues, il fallut inciser pour vider des collections purulentes. Aujourd'hui l'état est satisfaisant, sous l'influence peut-être de pointes de feu appliquées de temps en temps.

OBSERVATION VI

(M. Marandon de Montyel, l'Encéphale 1888. — Mal Perforant et Paralysie générale).
Pas de renseignements sur la famille. — Fatigues de la vie de marin. — Excès de toute nature. — Syphilis probable. — Ataxie locomotrice depuis plusieurs années. — En décembre 1885, lypémanie tabétique avec tendance au suicide. — En août 1886 congestions cérébrales suivies de paralysie générale progressive. — En février 1887, mal perforant arrivant en sept mois à la troisième période. — Marche rapide de l'affection paralytique et de l'affection tabétique. — Marasme. — Mort le 24 octobre 1887.

Louis B..., premier maître de mousqueterie de la marine, célibataire, âgé de 42 ans, entré à l'asile de Marseille, le 1er février 1886. Pas de renseignements sur la famille. Cet homme souffrait depuis plusieurs années d'une ataxie locomotrice due sans doute aux fatigues de sa profession, à des excès de toute nature et peut-être à la syphilis ; à en croire quelques-uns de ses renseignements, ataxie qui ne l'empê-

chait pas de faire son service, sauf à certains moments où
les douleurs fulgurantes étaient par trop violentes. En décembre 1885 il partit pour la station navale de l'Extrême-Orient ;
mais en mer il ne tarda pas à donner pour la première fois
des signes d'aliénation mentale. On dut le laisser à l'hôpital
de Port-Saïd. Le Mytho le ramena à Toulon. Durant la tra-
versée, en proie à une vive surexcitation, il se jeta à la mer.
On parvint à le sauver. A l'hôpital Saint-Mandrier, il passa
par des alternatives d'agitation et de tranquillité ;mais, dit le
certificat médical, même dans les moments de lucidité appa-
rente, B..., manifestait des conceptions délirantes de persécutions dès que l'interrogatoire était dirigé de ce côté. On dut
en outre l'isoler et le faire surveiller, nuit et jour, pour dé-
jouer ses nombreuses tentatives de suicide, qui hâtèrent son
envoi à Saint-Pierre. Les certificats de vingt-quatre heures
et de quinzaine portent : « Est atteint du délire des persécutions. Est très exalté depuis son entrée. Se déclare la vic-
time d'une bande d'individus qui le poursuivent depuis plusieurs années. Accuse particulièrement un homme et deux
femmes, fait des réponses incohérentes. A des idées de suicide
et refuse la nourriture ».

Il résulte des notes du registre et des divers rapports envoyés
à la marine, que jusqu'en août B... fut un simple lypémaniaque
avec ataxie locomotrice, expliquant par des persécutions à l'aide
de l'électricité tous les symptômes douloureux ou incommodes
de son ataxie. Il présentait donc les principaux caractères,
récemment décrits, du délire des persécutions chez les tabéti-
tiques ; il était en outre très irritable et très porté au suicide,
alors surtout que les douleurs fulgurantes qui, chez lui, étaient
fréquentes et intenses, le torturaient. En août la scène chan-
gea. Le malade eut à cette date des poussées congestives, et
les premiers symptômes physiques de la paralysie générale
apparurent : l'intelligence baissa à ce point que dans un rap-
port du 23 novembre une démence avancée est signalée, ainsi
que de nouvelles congestions encéphaliques.

Je vis B.... pour la première fois, le 10 février 1887 ; depuis
trois jours il était obligé de garder le lit, la marche étant de-
venue par trop difficile. A cette époque le double diagnostic
d'ataxie locomotrice et de paralysie générale ne pouvait faire

aucun doute. Au point de vue mental le malade présentait un notable affaiblissement intellectuel, avec un mélange incohérent et bizarre de conceptions hypocondriaques et ambitieuses, ainsi que des idées de persécution, celles-ci apparaissent surtout dans les crises de douleurs fulgurantes. Toutefois avec la paralysie générale, les idées et les tentatives de suicide cessèrent, le malade quand il souffrait trop, disait bien que mieux vaudrait la mort qu'un tel état, demandait à être empoisonné par les médecins pour être débarrassé de ses ennemis, mais il ne cherche plus à attenter à ses jours. L'ataxie locomotrice et la paralysie générale firent des progrès de plus en plus rapides, la diarrhée s'établit, et B... mourut dans le marasme le 24 octobre. L'autopsie ne fut pas faite, sur l'opposition de la famille, le corps devant être transporté à Rennes.

Quant au commencement de février 1887, B.... par suite de son ataxie, dut garder le lit, on découvrit au pied droit, sur la face plantaire, au talon, une plaque noirâtre, absolument insensible; d'ailleurs l'anesthésie s'étendait à toute la région plantaire. Cette plaque fut longue à tomber, deux mois environ ; a sa chute, il se forma des productions épidermiques blanchâtres qui tombèrent à leur tour et laissèrent à leur centre un trou ovalaire, de la largeur d'une grosse tête d'épingle, et fait comme avec une vrille. A partir de ce moment, on était en mai, l'ulcère se creusa de plus en plus en revêtant tous les caractères du mal perforant : forme ovalaire, bourrelet épidermique, fond en puits, sécrétion peu abondante. L'anesthésie était à ce point marquée, qu'avec une sonde ou une épingle on pouvait toucher et piquer tous les points de l'excavation sans éveiller la douleur. A la mort du malade le calcanéum était à nu, l'ouverture de l'ulcère au niveau de la peau était plus large qu'une pièce de deux francs.

Ces deux observations peuvent être rapprochées l'une de l'autre. En effet, chez le malade de M. Christian, comme chez le malade de M. Marandon de Montyel, nous nous trouvons en présence d'une ataxie locomotrice évoluant parallèlement à la paralysie générale, et alors vient se poser une question fort difficile à résoudre : Quelle est la part exacte qui doit être faite à l'ataxie ou à la paralysie dans la production de l'ulcère?

Dans l'observation de M. Christian, l'ataxie locomotrice, a précédé la paralysie générale de plusieurs années, et le mal perforant a précédé également de quelques mois les premières manifestations des troubles intellectuels. Tout nous inviterait donc à rattacher d'emblée l'ulcère, non à la démence paralytique, mais à l'ataxie. Si nous ne savions que MM. Ball et Thibiège (*Congrès de Londres*, 1881), aient établi que le mal perforant dans l'ataxie locomotrice se rattache surtout à certains phénomènes du début, comme les douleurs fulgurantes, la suppression du réflexe tendineux et autres lésions trophiques. La solution est donc fort embarrassante.

Chez le malade de M. Marandon de Montyel, l'ataxie est bien encore antérieure de plusieurs années à la paralysie générale, mais ici le mal perforant n'est apparu que six mois après le début de cette dernière. La question ici n'est pas moins délicate que plus haut. Dans ce cas toutefois on est autorisé à tenir la balance égale entre l'ataxie locomotrice et la paralysie générale, et en face de la marche rapide galopante de l'ulcère, ne pourrait-on au moins supposer qu'une double cause agissait alors?

Quoiqu'il en soit, ces deux faits sont très complexes.

Berthélemy

3

OBSERVATION VII

M. Marandon de Montyel. (Mal perforant et paralysie générale (Loco citato).
Hérédité. — Nombreux excès alcooliques depuis douze ans. — Paralysie générale à la seconde période. — Mal perforant à la quatrième période. — Rémission de la paralysie générale.

Martin Blan..., veuf, corroyeur, âgé de 49 ans, entré à l'asile de Marseille le 27 octobre 1887. Martin Blan..., avait été envoyé de l'hôpital de la Conception à l'asile Saint-Pierre avec ces renseignements. « Cet homme en traitement pour un mal perforant est atteint de paralysie générale progressive; son agitation ne permet pas de le garder dans les salles ». Chez ce malade le diagnostic de paralysie générale et de paralysie générale avancée, s'imposait tant par les symptômes physiques, inégalité pupillaire, tremblement des muscles du visage, parole surtout très embarrassée, que par les symptômes mentaux : affaiblissement intellectuel, conceptions niaises, idées de satisfaction. La surexcitation était assez vive. Les symptômes aigus disparurent assez rapidement. Dans le courant de décembre le malade ne présentait plus que de la démence ; de tous les symptômes physiques, seul l'embarras de la parole persistait très marqué.

D'après les renseignements fournis par le frère de l'aliéné, la maladie serait survenue insensiblement sous l'empire d'une double cause: l'hérédité et l'alcoolisme. Une tante du côté paternel est morte, à 52 ans, de paralysie générale, et le fils de cette femme s'est suicidé, à 19 ans, à la suite d'une vive contrariété. De plus Blan..., depuis une dizaine d'années s'était adonné à la boisson. Il y avait deux ans environ que ses facultés intellectuelles avaient commencé à s'obscurcir et que les premiers symptômes paralytiques s'étaient montrés. Les idées vraiment délirantes ne dataient que de quatre ou cinq mois.

Sans les renseignements envoyés par la Conception et ceux fournis par le malade le diagnostic de mal perforant eut été impossible ; l'examen seul du pied atteint ne l'autorisant pas. Sans doute la sueur, abondante, exhalait une odeur infecte, les muscles de la jambe correspondante étaient très atrophiés et l'insensibilité très marquée, mais sous l'influence sans doute, du tempérament lymphatique et de l'alcoolisme du sujet, la carie avait gagné de proche en proche ; les os des phalanges et des métatarsiens semblaient attaqués, le pied était rouge et gonflé bien qu'insensible ; bref, le mal perforant disparaissait presque devant ses conséquences. Pourtant l'évolution de la maladie et le diagnostic porté au début par les chirurgiens de la Conception ne pouvait laisser place au doute. Il y avait dix-huit mois que Blan... s'aperçut, son attention étant éveillée par des taches à sa chaussette, qu'il avait au bord externe du pied droit, au niveau de l'articulation métatarso-phalangienne du petit orteil, un trou de la largeur d'une lentille, à bords durs, fait, selon son expression, comme avec un vilebrequin. Il ne s'en inquiéta pas, car cette plaie coulait très peu, et insensible, ne le gênait en rien. Quelques mois après, non seulement l'ulcération n'était pas guérie, mais elle avait beaucoup gagné en profondeur ; elle avait creusé la chair, dit encore le malade, et son ouverture avait doublé ; toutefois l'insensibilité persistait. Blan... alla frapper à l'hospice de la Conception. Le diagnostic de mal perforant fut alors porté, et Blan... congédié peu de temps après, son mal ayant été jugé au-dessus des ressources de l'art. Il se remit à travailler et à boire sans plus se soucier de son pied. Le mal gagna de proche en proche, et la tête du cinquième métatarsien fut mise à nu, l'os se prit à son tour et l'inflammation gagna peu à peu les autres os, mais elle ne revêtit à aucun moment des allures aiguës, elle n'éveilla jamais aucune douleur. Jusqu'au dernier jour Blan... se livra à son travail de corroyeur, et il était seulement depuis une huitaine à la Conception quand il fut envoyé dans mon service.

Sous l'influence d'un repos absolu, de l'iodure de potassium, d'un traitement et d'un régime toniques, une amélioration remarquable survint. Dans les premiers jours de l'admission, une amputation paraissait nécessaire à brève échéance, il suffit de quelques semaines des soins indiqués pour que tout ce travail pathologique rétrogradât.

Ainsi qu'on peut le lire dans le courant de cette observation, le diagnostic de mal perforant, porté par les chirurgiens de la Conception et confirmé ensuite par l'évolution des accidents pendant le séjour de Blan... à l'asile Saint-Pierre, ne peut faire de doute pour personne. Mais il n'est pas aussi nettement établi que le mal perforant soit sous la dépendance immédiate de la démence paralytique. Il faut, en effet considérer que depuis une douzaine d'années, Blan... faisait des excès de boissons, et que c'était un alcoolique renforcé. Il semble d'ailleurs parfaitement démontré que l'ulcère est apparu avant le début de la paralysie générale. Dès lors on peut se demander, comme dans l'observation IV, si le mal plantaire n'est pas le produit de l'alcoolisme.

OBSERVATION VIII

(M. Marandon de Montyel. Mal perforant et paralysie générale (Loco citato).

Hérédité congestive et arthritique. — Suppression d'épistaxis et d'hémorrhoïdes habituels. — Début de la paralysie en 1885. Quelques excès alcooliques. — Congestion céré brale en octobre 1886 suivie de l'aggravation de l'affection paralytique. — Mal perforant double dans le courant de 1887. — Rémissionde la paralysie générale.

Joseph Gai..., âgé de 44 ans, marié et père de 5 enfants, menuisier, entre à Saint-Pierre le 15 septembre 1887. Hérédité congestive ; du côté de la mère, dit la femme du malade, ils ont toujours le sang à la tête. Gai..., lui aussi, se congestionnait facilement, et était, de plus, sujet à des accidents arthritiques héréditaires aussi dans la famille. Il avait en outre de fréquentes épistaxis, et chaque mois environ un écoulement hémorrhoïdal assez abondant: d'ordinaire il se trouvait bien de ces pertes de sang. Dans le courant de 1885, ennuyé de ses hémorrhoïdes, il fit un traitement que lui indiqua une commère. D'après sa femme qui m'a fourni ses divers renseignements, à partir de cette médication il n'eut plus d'hémorrhagies ni par l'anus ni par le nez, mais son caractère se modifia. Il avait été jusqu'alors très doux, très rangé, vivant toujours chez lui. Il eut des emportements inexplicables, mena une existence plus extérieure, et s'adonna à la boisson. Il en fut ainsi jusqu'en septembre 1886 où il eut une congestion cérébrale assez grave, qui laissa à sa suite des signes physiques manifestes de paralysie générale, embarras de la parole, inégalité pupillaire, tremblements fibrillaires des muscles de la face. L'intelligence s'affaiblit, en même temps que survinrent des préoccupations non justifiées relativement à ses affaires, des craintes de ruine et de misère: la tendance aux alcools persista. Le médecin de la famille essaya vainement de rappeler les hémorrhoïdes. Cet état se maintint peu ou prou jusqu'en octobre 1887, mais les symptômes physiques et intellectuels signalés plus haut prirent tout à coup, peut-être sous l'influence de libations alcooliques, une acuité telle que la séquestration d'office eut lieu le 15 septembre. Les accidents aigus s'apaisèrent assez rapidement, et, à partir des derniers jours de novembre, Gai..., offrit bien encore de l'embarras de la parole et de l'inégalité pupillaire, mais du côté de l'esprit il n'eut plus que de l'affaiblissement intellectuel.

Quand on découvrit chez ce malade, dans les conditions que nous avons indiquées, les ulcères que nous allons décrire, Gai..., paralytique et en rémission, faisait les commissions du quartier, marchait sans botterie et ne se plaignait pas de ses pieds. Or, ils étaient l'un et l'autre atteints de mal perforant à la seconde période.

Pied gauche. — Ulcère perforant à la fin de la seconde période, à la partie postérieure de la face plantaire du gros orteil, immédiatement au-dessus de l'articulation métatarso-phalangienne, d'un diamètre transverse de un centimètre et demie d'un diamètre antéro-postérieur d'un peu plus d'un demi centimètre, creusé en puits, à fond rougeâtre, à bords durs, à sécrétion rare ; l'os n'est pas atteint, mais est sur le point de l'être. Sueur abondante et fétide. Insensibilité de la plaie et de toute la face plantaire du pied. L'orteil où siège le mal est en forme de massue ; l'ongle jaunâtre et incurvé. La cheville et la face dorsale du pied sont œlématiées. Amas épidermiques au talon. Un érythème se montre à la face antéro-inférieure du tibia.

Pied droit. — Ulcère perforant au début de la deuxième période, au même endroit que le précédent, du diamètre d'une grosse tête d'épingle, encore peu profond, sécrétant peu et entouré d'un durillon. Insensibilité de la plaie et de tout le pied qui est atteint d'un léger œdème ; l'ongle du gros orteil est jaunâtre et incurvé. Amas épidermiques au talon et au niveau de l'articulation métatarso-phalangienne du premier orteil, sueur abondante et fétide.

Sur ma demande la femme du malade m'apprit qu'en lavant les chaussettes de Gai..., elle découvrit à plusieurs reprises sur quelques-unes, à leur extrémité inférieure, des taches de sang ; elle dit alors — mai 1887 — à son mari qu'il devait avoir une blessure au pied. Gai... répondit non, car il ne sentait rien. Elle examine, et découvrit au pied gauche, à l'endroit où siège aujourd'hui l'ulcère perforant, un gros durillon noir qui laissait suinter un peu de sérosité rougeâtre. Le pied droit était alors sein ; elle est, dit-elle, certaine du fait. A force de faire prendre au malade des bains de pieds quotidiens dans des décoctions de plantes aromatiques, le durillon tomba et laissa à sa place une petite plaie insensible, à bords durs, qui s'élargit et se creusa de plus en plus en dépit de mille soins. Puis elle s'aperçut, en juillet, qu'au point symétrique du pied droit se formait aussi un durillon noir, en tout semblable à celui qu'elle avait découvert deux mois auparavant au pied gauche, et qui se comporta comme lui ; il tomba sous l'influence de lavages répétés donnant naissance à l'ulcère que nous avons décrit.

Aujourd'hui, mi-décembre, les deux ulcères perforants sont stationnaires.

Voilà une observation où la description de chaque ulcération et de son évolution est si complète et si nette qu'on ne saurait hésiter à porter le diagnostic d'un double mal perforant siégeant au pied droit et au pied gauche.

L'existence d'une paralysie générale ne semble pas moins bien établie. Nous pouvons donc rattacher les deux ulcères à cette dernière.

A noter également la rémission qui s'établit peu de temps après l'entrée de Gai... à l'asile Saint-Pierre, et qui persiste alors que les deux ulcères restent stationnaires.

OBSERVATION IX

M. le Dr Mabille, médecin de l'Asile de Lafond (Arch. de Névrologie, 1888).
Mal perforant chez un paralytique général.
Sommaire. Excès alcooliques. Idées de richesse et de satisfaction. Embarras de la parole. Inégalité pupillaire. Parésie musculaire. — Incendie sous l'influence de sa femme. — Irresponsabilité du malade et condamnation de sa femme. — Internement et progrès des troubles paralytiques. — Mal perforant du pied dans les derniers temps de la vie. — Mort.

C..., perruquier, depuis un certain temps se livre à des libations alcooliques ; il prend surtout une liqueur vendue dans le commerce sous le nom de rhum, à un franc cinquante centimes le litre. La femme favorise sa passion pour la boisson, et, à son instigation, au mois de mars 1887, il incendie une maison, celle du perruquier son concurrent.

Arrêté, ainsi que sa femme, il passe aux assises de Saintes. La femme est condamnée sévèrement, et C... est acquitté, car on s'aperçoit que son état d'esprit a pu créer l'irresponsabilité. Il est amené à l'asile de Lafond le 12 juin 1887.

Le Dr Chappart dans son certificat d'admission s'exprime ainsi : « Est atteint de démence avec tendance manifeste à la « paralysie générale, embarras de la parole, chants fréquents, « à cela s'ajoutent des idées de grandeur (argent caché, va « partir pour Paris, le directeur du *Petit Journal* devant « venir le chercher, etc.). Quant au contraire on le contrarie « il tend à la violence... Alors qu'il jouissait à peu près de son « intelligence, il a mis le feu chez un voisin ; il est à craindre « qu'aujourd'hui une idée criminelle puisse lui être facilement « suggérée ».

A son arrivée à l'établissement, je constate chez C... les symptômes ordinaires de la paralysie générale progressive. idées de grandeur et de richesse, embarras de la parole, inégalité pupillaire, la pupille droite étant plus dilatée, du tremblement très caractérisé des mains, signe d'alcoolisme, et de l'embarras de la démarche ; les facultés sont très affaiblies et le malade est souvent violent.

Pendant les mois de juillet, août et septembre, l'affection progresse, le malade peut à peine se tenir debout, les réflexes ont disparu ; il déchire ses vêtements et est tout à fait inconscient.

Un matin, à la visite, on nous montre le pied gauche de C..., et nous constatons au niveau de l'articulation métatarso-phalangienne du premier orteil, une ulcération à forme ovalaire, large environ comme une pièce de deux francs, à bords tailladés à pic. Il en sort un liquide séro-sanguinolent.

Le stylet introduit dénote une profondeur notable (3 centimètres obliquement) ; nous n'avons pu savoir si l'ulcération était sensible, le malade étant à peu près inconscient et résistant à tout machinalement.

Au bout de quelques jours de traitement par les mèches nuclées iodoformées, nous notâmes la tendance à l'augmentation du trajet, et, le 6 octobre 1887, le stylet pénètre jusqu'à l'os, revêtu encore de son périoste. Mais les forces du malade diminuèrent rapidement et il s'éteignit dans le marasme sans avoir présenté de réaction fébrile, le 9 octobre 1887.

A l'autopsie, nous trouvâmes les signes ordinaires de la méningo-encéphalite diffuse chronique, avec cela toutefois que les vaisseaux de la base présentaient un degré assez prononcé d'athétonie (probablement d'origine alcoolique); pas d'altérations de la moelle.

Le pied fut examiné avec soin, et nous pûmes voir qu'il s'agissait bien, dans notre cas, d'un mal perforant du pied. Toutefois nous ne pûmes constater aucune altération de l'os, ni du périoste; les vaisseaux ne nous parurent pas présenter d'altérations.

« On notera, ajoute le Dr Mabille, que chez notre
« malade, le mal perforant est survenu de dehors en
« dedans, graduellement, quoiqu'avec une rapidité
« relative. C... marchait rarement, par conséquent
« il est difficile d'incriminer l'action de la marche.

« L'ulcération plantaire s'est développée chez C...,
« dans les derniers temps de la vie, c'est-à-dire à
« une période très avancée de la paralysie générale.
« Nous rappellerons que C... était alcoolique, mais que
« nous n'avons pas trouvé d'altérations des vais-
« seaux ».

Et plus loin, après avoir parlé des auteurs qui considèrent le mal perforant chez les paralytiques comme un trouble trophique, il ajoute : « Notre observation
« vient donc à l'appui de cette manière de voir, car le
« mal perforant s'est développé (chez C...) à la période
« ultime de la paralysie générale ».

OBSERVATION X

*Communiquée par M. le Dr Legrain, médecin en chef
de l'asile d'aliénés de Vaucluse.*

Hector B.., 56 ans, employé, entré à l'asile de Vaucluse le
26 mai 1886, porteur des signes suivants : excitation maniaque
rémittente, affaiblissement en masse de toutes les facultés,
idées ambitieuses, embarras de la parole, inégalité pupillaire.
Pas de maladies antérieures. Pas d'excès de boissons. La maladie paraît avoir débuté deux mois avant l'entrée par de l'affaiblissement progressif des facultés avec activité désordonnée.
Le malade parlait de richesses et se promenait continuellement
en voiture. Il avait des céphalalgies fréquentes, des faiblesses,
et déjà à cette époque de l'embarras de la parole. A l'asile, la
paralysie générale évolua avec une certaine rapidité. Le malade fut frappé d'une déchéance organo-psychique rapidement
complète.

En septembre 1887, apparut au pied gauche un ulcère qui
présenta tous les caractères du mal perforant, mais qui n'exerça
aucune influence sur la paralysie générale, car le 31 décembre de la même année, Hector B..., mourait de consomption.

OBSERVATION XI

*Communiquée par M. le Dr Ph. Rey, médecin de
l'asile d'aliénés de Vaucluse.*

Louis Deni..., 38 ans, homme de peine, entré à l'asile de
Vaucluse, le 4 septembre 1886. Pas de renseignements sur
les antécédents du malade ni le début de la maladie. A l'entrée,
ce malade est très agité. Il passe par une période d'excitation,
avec idées de persécutions très nettes et violences. Les signes
physiques sont assez marqués pour ne laisser aucun doute
sur le diagnostic de paralysie générale, qui a d'ailleurs été
porté au dépôt de la Préfecture de Police et à Sainte-Anne.

En mai 1887. — Début d'un mal perforant à gauche, au niveau de la tête du premier métatarsien. Ce fut d'abord une ulcération circulaire, d'un demi centimètre de diamètre environ, à bords très nets et indurés, avec anesthésie. Puis l'ulcération, a vite gagné en largeur et en profondeur, au point de mettre à nu la tête de l'os dans une grande partie de son étendue. On essaya alors de photographier la lésion, mais l'agitation du malade y mit obstacle. Le mal perforant progressa encore, l'ulcère prit une forme irrégulière, et s'étendit vers le bord externe du pied et l'articulation tarso-métatarsienne qui du reste, ne fut pas intéressée. C'est à ce moment que M. le Dr Piquet vit le malade. Le savant chirurgien des hôpitaux confirma le diagnostic de mal perforant.

L'apparition et le développement de l'ulcère n'avait en rien influencé l'évolution de la paralysie générale qui marcha même avec une telle rapidité, telle que le 2 décembre de la même année le malade succombait dans le marasme paralytique.

OBSERVATION XII

Communiquée par M. Marandon de Montyel, médecin en chef de l'asile d'aliénés de Ville-Evrard.

Thomas, Pau..., 40 ans, célibataire, cordonnier, entré le 7 décembre 1887, à l'asile Saint-Pierre, à Marseille. Pas de renseignements sur sa famille ni sur ses antécédents. Nous savons seulement qu'il était assez buveur, surtout dans les derniers temps, que depuis un an il se montrait de plus en plus incapable de travailler, et que les troubles intellectuels sont manifestes depuis trois ou quatre mois. Le malade, à son arrivée, est en proie à une vive agitation, avec idées de grandeur, et présente les troubles somatiques habituels de la paralysie générale. Dès le premier jour de l'admission on constate un mal perforant au pied gauche au bord externe de l'articulation métatarso-phalangienne du petit orteil. Il est au troisième degré, car un stylet pénètre facilement dans l'articulation. L'ulcère de forme ovalaire, a la largeur d'une pièce de deux francs ; les bords sont en bourrelet, la sécrétion peu

marquée. L'agitation violente du malade rend difficile la constatation de la sensibilité ; toutefois, en choisissant les moments
d'accalmie et en opérant par comparaison, on arrive à se con-
vaincre de l'insensibilité absolue de la plaie, de ses environs
immédiats et de tout le petit orteil. En effet, la piqûre, même
profonde, de ces parties n'amène aucune réaction, tandis que
celle du reste du pied amène une demi-réaction et celle de la
jambe ou d'une autre partie du corps une réaction complète.
L'ongle du petit orteil est noir et déformé. La sécrétion sudorale du pied est nulle, tandis qu'elle existe, modérée, de
l'autre côté. Les poils sont plus nombreux, plus gros, plus
longs, et les masses musculaires de la jambe et du pied plus
maigres du côté correspondant à l'ulcère. Jusqu'au 15 dans
la soirée, l'état reste le même, l'agitation aussi violente avec
idées de grandeur et de richesse, mais sans hallucinations de
la vue. On constate des alternatives de boulimie et de refus
d'alimentation. Le 15 au soir, le malade est frappé d'une
congestion cérébrale épileptiforme, et meurt le 16, après neuf
jours seulement de traitement.

L'autopsie, pratiquée vingt-quatre heures après le décès,
montre une opacité des méninges et des adhérences les plus
marquées à droite, sur tout le lobe frontal, et plus particulièrement sur la seconde frontale. A gauche, les adhérences sont
douteuses. Elle établit du côté du pied une altération des os
de l'articulation correspondante à l'ulcère perforant. Malheureusement l'examen histologique des nerfs n'a pas été pratiqué.

Ces trois observations ne diffèrent guère entre elles ;
les deux premières surtout sont presque identiques et
peu compliquées. C'est, en effet dans chacune d'elles,
la paralysie générale se manifestant sans aucune complication et précédant de plusieurs mois le début du
mal perforant. Ce dernier ne saurait donc ici se récla-
mer d'aucune autre affection concurrente. Ce qui n'apparaît peut-être pas aussi clairement dans l'histoire du

dernier malade, car Thomas Pau... avait fait des excès
alcooliques.

Dans ces trois cas le mal perforant n'a exercé
aucune influence sur la marche de la paralysie générale.

OBSERVATION XIII

*Communiquée par M. Marandon de Montyel, médecin
en chef de l'asile d'aliénés de Ville-Évrard.*

François Clé.... 45 ans, serrurier, marié, sans enfant, entré
à Ville-Evrard, le 27 février 1888, atteint de paralysie générale progressive avec affaiblissement intellectuel ; quelques
préoccuations hypocondriaques et un délire des grandeurs très
intense. A l'entrée, le mal perforant a été recherché, ainsi
que cela se pratique dans le service à l'arrivée de tout paralytique général : on n'a rien constaté. Dans le courant de mai,
le malade fut atteint à la jambe droite d'une phlegmasia alba
dolens, qui nécessite un séjour au lit de six semaines.

Malheureusement, pendant tout ce laps de temps, le mal
perforant n'a pas été de nouveau recherché. Avec l'apparition
de la phlegmasia le délire s'est complétement transformé : le
malade n'a plus de conceptions délirantes de grandeur et de
richesse, il pleure et se plaint de devenir de plus en plus petit:
tout en lui se rétrécit ; son gosier est si étroit et si raccourci
que les aliments ne passent plus. Ce délire hypocondriaque
spécial évolue parallèlement à la phlegmasia alba dolens,
s'atténue et disparaît avec elle. Il n'est pas remplacé par le
délire des grandeurs, de telle sorte que, quand Clé... se lève,
il est en pleine rémission. Les symptômes physiques de la
paralysie ont presque complétement disparu, et au point de
vue mental le malade ne présente que de l'affaiblissement
intellectuel.

En mai, Clé... nous voyant examiner les pieds d'un autre
malade, nous dit que, si cela pouvait nous intéresser, il a

au pied droit quelque chose à nous montrer, et, à notre grand étonnement, il nous montre un mal perforant à la troisième période. Clé..., lui aussi, était le commissionnaire du quartier, et rien dans sa marche n'avait mis sur la voie d'une lésion aussi avancée.

L'ulcère est à droite du côté où siégeait la phlegmasia alba dolens, au niveau du talon, à la partie inférieure et postérieure du calcanéum, à l'extrémité de l'insertion du tendon d'Achille, de la dimension d'une pièce de vingt sous, à bords calleux, taillés à pic, à fond grisâtre et à sécrétion légèrement sanieuse. L'exploration établit que le calcanéum est atteint, mais il ne s'échappe pas d'esquilles. L'insensibilité est absolue dans l'ulcère et autour, dans un rayon de trois à quatre centimètres. La peau est sur ce point recouverte d'une couche épidermique qui se laisse facilement détacher. Il est plus que probable, vu la profondeur de la lésion, que le mal perforant remonte à l'époque de la phlegmasia alba dolens. Néanmoins l'omission regrettable de l'examen du pied à cette date ne permet que des suppositions. Nous avons essayé de combler cette lacune par des renseignements du malade dont l'état mental et physique était devenu de plus en plus satisfaisant. Clé... nous a raconté que c'est seulement quelques jours auparavant qu'il avait constaté ce trou à son pied, son attention ayant été attirée de ce côté par des taches à sa chaussette : « Comme je ne sentais rien, dit-il, je ne comprenais pas pourquoi ce bas avait du pus et du sang ». A cette date tous les signes physiques avaient disparu ; au point de vue mental, non seulement le malade ne présentait plus de conceptions hypocondriaques ou ambitieuses, mais encore il avait le souvenir très net de son ancien délire et conscience de son caractère maladif.

« Fallait-il que je fusse fou, avouait-il en riant, pour m'être cru si riche, faire tant de projets et ensuite pour me figurer que je me ratatinais, que je devenais tout petit. » Cependant une certaine débilité mentale persistait, se trahissant par une grande insouciance de sa situation, des lacunes de mémoire et un manque presque absolu d'affectivité. La rémission, quoique très marquée, n'était donc pas absolument complète. Durant tout l'été le mal perforant persista, et l'amélioration

décrite se maintint. Par malheur on eut à lutter contre la
femme de l'aliéné : Celle-ci ne voulant pas comprendre que
cet ulcère était l'origine de l'amélioration inespérée de son
mari, accusait le service médical de négligence, et demandait
à grands cris la cicatrisation de la plaie pour reprendre son
homme. Clé..., de plus en plus sollicité par elle, réclama, lui
aussi, un traitement et refusa de marcher jusqu'à complète
guérison. Le repos, ainsi qu'il advient presque toujours dans
le mal perforant, non seulement enraya les progrès de l'ulcère, mais finit par amener la guérison presque complète. La
sensibilité revint aux parties anesthésiées. On était dans les
premiers jours du mois de janvier 1889. A partir de ce moment,
la paralysie générale évolua rapidement. Le délire ne reparut
pas, mais l'intelligence s'affaiblit, les signes physiques se mon-
trèrent de nouveau pour s'accentuer chaque jour, le corps dé-
périt de plus en plus et Clé..., guéri depuis six mois de son
mal perforant, s'éteignit dans le marasme paralytique le 25
juillet à neuf heures et demie du soir. Sa femme s'est absolument opposée à l'autopsie.

OBSERVATION XIV

M. Marandon de Montyel. Mal Perforant et paralysie
générale (Loco citato).
Pas de renseignements sur la famille et l'évolution de la
maladie avant l'admission. — Excès de toute nature.
— Paralysie générale à forme expansive à la deuxiè-
me période. — Mal perforant à la troisième période.
— Rémission de la paralysie générale.

Eugène Tai..., âgé de 45 ans, boulanger, célibataire, entré
à Saint-Pierre (Marseille) le 21 juin 1885. Comme renseignements nous savons seulement, d'un ami du malade, que Tai...
avait la réputation d'un noceur, et se livrait à tous les excès.
A son entrée, il présente tous les symptômes physiques et
mentaux de la paralysie générale expansive et à la deuxième
période. Pas trace d'alcoolisme. En septembre, une rémissiont
notable s'était produite. Au point de vue mental il n'y avait

plus qu'une démence assez avancée, et au point de vue physique qu'un embarras de la parole assez marqué. Cette rémission se maintient depuis quatre mois.

A l'examen des pieds nous découvrîmes, à droite, un mal perforant au talon, ayant mis à nu le calcanéum qui est dénudé et altéré. L'ulcère est ovalaire, creusé en puits ; le plus grand diamètre de l'ouverture est de trois centimètres, le plus petit de deux ; la plaie secrète peu ; ses bords sont taillés à pic et entourés d'un bourrelet épidermique très épais et très dur ; elle est complétement insensible. On peut en toucher impunément tous les points avec un stylet. D'ailleurs le malade, depuis sa rémission, est l'homme de peine et le commissionnaire du quartier, et rien n'avait attiré l'attention du côté de son mal. Ses ongles sont noirâtres, fendillés et déformés ; la sécrétion sudorale abondante et fétide. Il y a un œdème remontant jusqu'au tiers inférieur du tibia.

Pied gauche sain. Le malade est dans un tel état de démence et fournit des renseignements si contradictoires sur le début et l'évolution de son ulcère, qu'il n'est pas possible de s'en rapporter à ses dires.

L'ulcère de Taï... est le plus beau et le plus net que nous ayons rencontré, et certes, voyant le malade circuler partout, nous l'aurions soupçonné le dernier d'avoir au talon une telle lésion.

Ces deux observations ne nous offrent-elles pas deux exemples frappants de rémission survenue dans le cours de la paralysie générale sous l'influence du mal perforant ? Dans le premier cas surtout cette influence n'est-elle pas manifeste ? Et comment en effet ne pas se rendre à l'évidence en présence d'une rémission qui apparaît en même temps que le mal perforant, persiste avec lui, et enfin quand nous voyons la paralysie générale reprendre son cours et précipiter son évolution, dès que l'on force, par le repos, l'ulcère à se cicatriser ?

OBSERVATION XV (personnelle).

Hector Fra...., âgé de 50 ans, né à Saint-Étienne, d'abord mineur, puis marchand de vin, marié, a eu trois enfants : le premier est mort à quinze jours, les deux autres vivent et sont intelligents. Son père, qui exerçait aussi la profession de mineur, a eu une fracture du crâne et a été trépané ; c'était un alcoolique renforcé qui a été renfermé aux petits ménages de Saint-Étienne où il est mort. La mère de Fra.... est vivante et jouit d'une bonne santé. Fra.... a eu plusieurs frères et sœurs, mais il ne lui reste plus qu'une sœur qui, elle, se porte bien.

Fra... est entré à Sainte-Anne dans les premiers jours d'août 1889, sur un certificat du Dr L... médecin du quartier Sainte-Marguerite. Certificat ainsi conçu : «Idées délirantes de richesse et de satisfaction. Expansion. Accès de violence contre les personnes. Prodigalités ridicules. Inventions absurdes. Insomnie. Contraction et inégalité pupillaire. Accrocs dans la parole. Excès alcooliques. Paralysie générale ».

Ce malade a été transféré ensuite à l'asile de Ville-Evrard le 19 août 1889 avec certificat du Dr Magnan, conçu en ces termes : Fra... est atteint d'affaiblissement des facultés mentales, avec idées ambitieuses. Loquacité. Propos incohérents. Légère hésitation de la parole. Inégalité pupillaire. Excès de boissons ».

Ce diagnostic a été confirmé par l'examen ultérieur de M. Marandon de Montyel, médecin en chef de l'asile de Ville-Evrard.

Dès son arrivée à Ville-Ervard Fra... est très agité, mais bientôt les symptômes aigus s'amendent, et à partir des premiers jours de septembre le malade ne présente plus que de l'embarras de la parole et de l'inégalité pupillaire ; du côté de l'esprit on remarque seulement de l'affaiblissement intellectuel. C'est dans cette période de rémission qu'on découvrit chez ce malade les ulcères que nous allons décrire plus loin.

Au commencement d'octobre le malade devient préoccupé,

il maigrit et les signes de déchéance physique s'accusent rapidement. Le 8 octobre il est obligé de s'aliter. La parole s'embarrasse de plus en plus, mais la mémoire est assez bien conservée pour que le malade puisse nous fournir encore des renseignements sur ses antécédents.

Fra... plus d'une année avant son entrée à l'asile de Ville-Evrard avait remarqué, à la plante de chaque pied, un petit point induré, insensible, qu'il croyait être un gravier. Après avoir pris un bain de pieds il excisa ses durillons d'où sortit une eau roussâtre. Puis il se creusa un trou qui, au pied gauche surtout, fit bientôt de si rapides progrès que l'ulcère présenta deux orifices, l'un plantaire plus large, l'autre dorsal moins large, et qu'un trajet fistuleux mettait en communication les deux faces du pied. Il fut examiné à cette époque par M. le D. Péan qui diagnostiqua un mal perforant. C'est dans cet état qu'il y a environ deux mois Fra... entra à Sainte-Anne. Traité par le repos et le styrax l'ulcère allait beaucoup mieux quand l'aliéné arriva à Ville-Evrard, mais depuis l'ulcère récidiva. Voici d'ailleurs l'état actuel des pieds.

Pied gauche. — Au niveau de la tête du premier métacarpien on remarque un ulcère large comme une pièce de vingt sous, entouré d'un bourrelet de peau blanche indurée, à bords taillés à pic, à fond noir et élargi, laissant suinter un liquide sanieux peu abondant. On peut y enfoncer, sans éveiller aucune douleur, un stylet jusqu'à l'os. L'os paraît sain au toucher. Il existe autour du bourrelet épidermique une zone anesthésique de 4 centimètres de diamètre. La sensibilité du reste du pied et de la partie interne de la jambe est aussi un peu émoussée. A la face dorsale et interne du pied, à l'endroit où siégeait l'ancien orifice dorsal, on trouve une plaque gangréneuse, toute noire, large comme une pièce de cinq francs, entourée d'une zone érythémateuse. Cette plaque gangréneuse a succédé à une large phlyctène remplie de sérosité et qui, depuis 3 jours, s'est rompue et desséchée.

Pied droit. — Au niveau de la tête du premier métacarpien, au bord externe de cet os, on remarque la cicatrice révélatrice d'un ancien mal perforant. Il ne subsiste plus à cet endroit qu'un trou, large comme une tête d'épingle, dans lequel un stylet enfoncé peut encore pénétrer jusqu'à l'os sans éveiller la douleur. Ce mal perforant au dire du malade mettait également en communication les deux faces plantaire et dorsale. Au bord interne du même métacarpien on voit encore deux autres petites cicatrices, stigmates probable d'anciens trajets fistuleux. La sensibilité est abolie sur une zône de trois centimètres de diamètre. Les ongles sont hypertrophiés, jaunâtres, fendillés, incurvés longitudinalement et latéralement.

Aux mains, le malade présente, aux extrémités des doigts, des pertes de substance, larges comme une pièce de vingt sous, consécutives à des sortes de maux blancs, au dire du chirurgien qui les a opérés.

Après être resté alité pendant six jours, Fra... est mort de consomption le 14 octobre 1889. Le corps ayant été réclamé immédiatement l'autopsie n'a pu être faite.

Dans le cas de Fra...contentons-nous de noter une fois de plus la rémission qui s'est produite dans le cours de la paralysie générale sous l'influence du mal perforant.

Mais comment expliquer la production de l'eschare que nous avons signalée à son pied gauche? Tout ne nous invite-t-il pas à lui reconnaître la même origine nerveuse que le mal perforant coexistant? Le lieu d'élection de ces deux affections n'est-il pas absolument le même, leur marche également envahissante? Enfin leur processus n'est-il pas identique? Comment en effet a débuté cette plaque gangréneuse? N'est-ce pas par une ampoule, remplie de sérosité roussâtre, qui s'est rompue, desséchée, et a laissé à sa place cette eschare noire et sèche? Puis autre ressemblance avec le mal perforant, au point de vue anatomo-pathologique, les recherches micrographiques de Pitres et Vaillard n'ont-elles pas établi que les filets nerveux qui se distribuent aux régions envahies par ces sortes d'eschares, sont atrophiés et dégénérés, de même que les filets nerveux qui avoisinent les maux perforants ? Aussi considérons-nous la plaque gangréneuse de Fra... comme une altération trophique à marche aiguë comme celles dont parle Samuel, et ayant la même origine nerveuse que le mal perforant qu'elle accompagne.

OBSERVATION XVI (personnelle).

Marcel Ram.., âgé de 38 ans, domestique, célibataire. Aucun renseignement sur ses parents ni sur ses antécédents personnels. Ce malade est entré à Sainte-Anne sur le certificat du Dr Mesmet de l'Hôtel-Dieu, ainsi conçu : « Ram... entre dans mon service à l'occasion d'accidents cérébraux caractérisés par de l'amnésie et un trouble particulier de la parole, de forme aphasique, est dans un état mental qui exige son placement dans un asile ».

A Sainte-Anne, M. le Dr Magnan le reçoit, et porte le diagnostic suivant: «Ram... est atteint d'un léger affaiblissement intellectuel, avec idées confuses de persécution. Parole embarrassée. A transférer à Ville-Evrard ».

Ram..., entré à l'asile de Ville-Evrard, le 31 mars 1889. M. le Dr Marandon de Montyel, diagnostique la paralysie générale avec affaiblissement intellectuel et idées lypémaniaques. Le malade présente d'ailleurs tous les signes somatiques de la démence paralytique : inégalité pupillaire, embarras de la parole et de la démarche. Au moment où nous l'interrogeons, Ram..., dans une période d'excitation expansive, est incapable de fournir aucun renseignement sur ses antécédents tant personnels qu'héréditaires.

Vers le 15 septembre, au pied gauche, au niveau du quatrième métacarpien, apparut une phlyctène large comme une pièce de vingt sous, remplie d'une sérosité roussâtre. Cette phlyctène ouverte, on découvrit au centre, une ulcération ~an'e comme une lentille, creusée à pic, entourée d'un bou. let épidermique très induré, dans laquelle un stylet pou .t pénétrer jusqu'à un demi-centimètre de profondeur sans éveiller la douleur. Autour du bourrelet existe une zône anesthésique de trois centimètres de diamètre. Le mal perforant traité par le styrax et le repos est en voie de guérison.

Les ongles sont très hypertrophiés. Les poils gros et nombreux.

Le mal perforant n'a exercé aucune influence sur le cours de la paralysie générale qui poursuit sa marche avec une rapidité telle que le 23 novembre, Ram..., s'éteignait dans le marasme.

OBSERVATION XVII (personnelle).

Sch..., âgé de 45 ans, marié, sans enfant. Son père était brasseur et est mort d'une fièvre typhoïde. Sa mère tient un hôtel à Paris et jouit d'une bonne santé. Sa sœur est aussi très bien portante. Sch..., mécanicien dans une usine de machines à coudre, faisait des excès alcooliques et des excès de femmes : il a eu probablement la syphilis ainsi que nous allons le voir plus bas.

Conduit à la Préfecture de police et examiné par M. le Dr Garnier, le 17 avril 1889, il a été transféré à Sainte-Anne, avec ce diagnostic : « Affaiblissement des facultés mentales. Accidents alcooliques. Hallucinations de la vue. Actes inconscients. Idées de persécution. Préoccupations hypocondriaques. Gâtisme. Éruption acnéiforme de la face. Syphilis probable ».

Voici la teneur du certificat du Dr Magnan à Sainte-Anne : « Alcoolisme chronique avec hallucinations. Troubles de la sensibilité générale. Préoccupations hypochondriaques. Idées de persécutions. Excitation passagère. Inégalité pupillaire. Faiblesse musculaire ».

Enfin le 25 avril 1889, Sch..., entre à l'asile de Ville-Evrard, et quelque temps après son entrée, on vit apparaître rapidement chez lui tous les signes physiques et psychiques de la démence paralytique. Aussi le premier certificat de quinzaine, annexé à son dossier, est ainsi conçu : « Alcoolisme chronique avec hallucinations variées. Paralysie générale établie depuis ». Mais peu à peu les symptômes aigus s'amendent et notre paralytique est en rémission. On ne remarque plus du côté physique que de l'inégalité pupillaire et de la faiblesse musculaire, et du côté de l'esprit de l'affaiblissement intellectuel.

A cette époque, on était alors dans les premiers jours de septembre 1889, le malade ayant remarqué des taches à ses chaussettes, l'attention fut attirée de ce côté, et on découvrit que Sch..., était porteur d'un mal perforant double, de date assez récente, puisqu'on avait, suivant la coutume, examiné les pieds de l'aliéné lors de son entrée, et qu'on n'avait rien découvert.

Le 8 octobre 1889, au moment où nous l'examinons à notre tour, voici l'état actuel des pieds.

Pied gauche. — A la hauteur de la tête du deuxième métacarpien, on remarque une cicatrice, stigmate d'un mal perforant qui achève de se fermer depuis huit jours. Il ne subsiste plus qu'une petite ouverture, dans laquelle le bout du stylet pénètre encore de quelques millimètres. La sensibilité du pied est toujours émoussée.

Pied droit. — Il existe à la face plantaire, au niveau de la grosse tubérosité du calcanéum, une ulcération large comme une pièce de vingt sous, taillée en cône, complétement insensible, profonde aujourd'hui d'un centimètre, et allant autrefois jusqu'au calcanéum. Le travail pathologique rétrograde donc en ce moment et l'ulcère est en voie de guérison. Les parties voisines de l'ulcère sont complétement anesthésiées. Pas d'atrophie musculaire. Les ongles sont hypertrophiés et les poils sont gros et nombreux sur les orteils et le bas de la jambe. Le malade présente en outre. aux jambes un œdème inflammatoire à marche subaiguë, qui disparaît par le repos.

Nous suivons attentivement ce malade, nous assistons à la cicatrisation lente de l'ulcère, et vers la fin de novembre Sch... devient triste, préoccupé ; la paralysie générale reprend son cours et bientôt le malade est obligé de s'aliter et succombe, dans le marasme le 7 décembre 1889.

Le corps ayant été réclamé par la famille, l'autopsie n'a pas été faite.

Dans cette observation nous avons d'abord affaire à un vieil alcoolique, il est vrai ; mais nous devons aussi remarquer que le mal perforant n'est apparu qu'après l'établissement de la paralysie générale dont il a, chez ce malade encore, favorisé la rémission.

OBSERVATION XVIII (personnelle).

Antoine Bou..., âgé de 43 ans, célibataire, marchand de bois, a voyagé beaucoup en Corse et en Belgique pour son commerce. Bou... est un ancien élève des Arts et Métiers. Il a fait des excès de boissons et des excès de femmes. Syphilis certaine. Sa mère jouit d'une excellente santé. Son père est mort de la gravelle. Bou... a un fils, enfant naturel, âgé de 15 ans, robuste et intelligent.

Ce n'est pas la première fois que ce malade est interné à Ville-Evrard. Il y a fait un premier séjour de neuf mois, du 11 mai 1886 au 17 février 1887 ; un autre de cinq mois, du 11 janvier 1888 au 13 juin 1888. Enfin arrêté de nouveau le 19 décembre 1889 pour filouterie il est conduit à la préfecture de police, et M. le Dr Garnier, médecin du dépôt, le fait transférer à Sainte-Anne avec le certificat suivant : « Excitation maniaque. Désordre dans les idées et les actes. Extravagances. Idées ambitieuses : il gagne deux cents francs par jour et réussit dans toutes ses entreprises. Excès alcooliques. Déjà traité plusieurs fois. Arrêté pour filouterie. Inégal rétrécissement des pupilles. Apparence d'une paralysie générale. A eu la syphilis ».

Il est ensuite transféré à Ville-Evrard, avec le certificat suivant du Dr Magnan : « est atteint de dégénérescence mentale avec idées ambitieuses et de persécution. Excitation passagère ».

Enfin voici le diagnostic porté par M. le Dr Marandon de

Montyel, à son entrée à Ville-Evrard : « Bou... est atteint de paralysie générale avec affaiblissement intellectuel, avec idées délirantes de grandeur et vive agitation ; à maintenir ».

Au moment où nous l'interrogeons, dans les premiers jours de janvier 1890, le malade est toujours très excité, parle avec volubilité et incohérence. Il est très expansif et nous fait part de ses projets extravagants.

L'inégalité pupillaire et l'embarras de la parole sont très marqués. Le malade est atteint de boulimie. Suivant la coutume on a fait l'examen des pieds de ce malade, et on a constaté à chaque pied, à la tête du cinquième métacarpien, un mal perforant symétrique.

Ces maux perforants sont à la première période. Ce sont deux points noirs ovalaires, qui vont s'élargissant, d'un centimètre environ de diamètre, entourés d'amas épidermiques très épais. Le derme est entamé et au centre de chaque ulcération se trouve un trajet fistuleux dans lequel on peut enfoncer jusqu'à un centimètre et retourner en tous sens un stylet, sans éveiller la moindre douleur. Le pourtour de chaque ulcère et le bord externe de chaque pied sont à demi-anesthésiés.

La sécrétion sudorale est diminuée ; les ongles et les poils n'offrent rien de particulier.

Le diagnostic de mal perforant dans le cas de Bou... semblera peut-être un peu prématuré, et en effet il est fort difficile de diagnostiquer un mal perforant à la première période, mais l'insensibilité de l'ulcère et des parties voisines, la diminution de la sécrétion sudorale, la présence de deux ulcérations, leur symétrie, tout cela ne semble-t-il pas plaider en faveur de ce diagnostic?

En résumé, à part deux cas (Obs. V et VI) où les malades étaient tous deux atteints d'ataxie locomotrice antérieure de plusieurs années à la paralysie générale, où, par conséquent, l'on est en droit tout au moins de supposer que le tabes a pu exercer une action commune avec la démence paralytique sur la production du mal perforant; à l'exception encore de deux autres cas (Obs. IV et VII) où l'ulcère pourrait plutôt, à notre avis, reconnaître l'alcoolisme comme cause originelle; en dehors de ces quatre cas, disons-nous, dans toutes les autres observations que nous venons de rapporter, nous trouvons réunis, sans aucune autre complication, la paralysie générale et le mal perforant.

C. Martin (Lyon, 1885) écrivait : « Le mal perforant « est une complication rare de la paralysie générale, « nous en avons pour preuve le petit nombre d'obser- « vations que nous avons pu recueillir et qui sont, à « peu près sûrement, les seules qui existent ». (C. Martin ne cite en effet que trois observations, deux de M. Christian, une qui lui est personnelle, observations qu'on a pu lire plus haut). Si C. Martin était alors autorisé à émettre cette opinion, de notre côté, nous pouvons aujourd'hui, en présence du nombre de faits que nous avons groupés dans ce petit travail, penser que le mal perforant n'est pas aussi rare chez les paralytiques généraux qu'on pourrait le supposer.

Nous sommes convaincu que si les observations de cette nature publiées jusqu'à ce jour ne sont pas plus nombreuses, cela tient uniquement à ce que l'attention des médecins n'a pas été suffisamment attirée de ce côté, à ce que les aliénés porteurs de maux perforants sont peu soigneux de leur personne, à ce que, vu l'insensibilité de l'ulcère, leur curiosité ne peut se trouver éveillée que quand, paralytiques ou rémission, ils remarquent des taches de pus ou de sang à leurs chaussettes.

Cette insensibilité est telle qu'on a pu voir dans l'observation XIV, par exemple, le malade circuler partout dans l'asile, alors qu'il portait au talon une lésion considérable. « On comprend, dit M. le Dr de Montyel, que dans les services d'indigents, si encombrés de nos jours, on comprend qu'un mal qui n'est ni douloureux ni dangereux, qui siége en des points non exposés aux regards, dont le malade ne se plaint jamais, puisse passer inaperçu... Il ne serait peut-être pas prudent d'affirmer d'ores et déjà la très grande rareté du mal perforant dans la paralysie générale. Il sera d'ailleurs facile à mes collègues des asiles de faire la lumière sur ce point, en passant comme nous, la revue des pieds de leurs malades ». Et c'est, en effet, dans une revue qu'il fit des pieds de plus de six cents malades de son ancien service à l'asile de Marseille, que l'aliéniste actuel de Ville-Évrard recueillit, dans le quartier des paralytiques généraux, les observations de maux perforants que nous lui avons empruntées, et qui lui ont suggéré les réflexions que l'on vient de

lire. A quelque temps de là, MM. les aliénistes Legrain
et Ph. Rey, de l'asile de Vaucluse, enregistraient deux
nouveaux faits que nous publions également ici. C'est
encore en suivant le procédé indiqué plus haut que
nous sommes parvenus à recueillir à Ville-Évrard les
observations personnelles qui nous ont inspiré l'idée de
ce modeste travail; et nous sommes persuadé qu'en
faisant de plus longues recherches nous aurions pu
multiplier les exemples.

Aujourd'hui personne ne conteste plus que l'alcoolisme ne soit une des causes du mal perforant. Or,
nous avons remarqué que les paralytiques, porteurs
de maux perforants, dont nous venons de retracer
l'histoire, étaient pour la plupart plus ou moins
buveurs. Nous serions donc porté à croire que les
excès alcooliques, à quelque degré que ce soit, pré-
parent favorablement le terrain à l'influence de la
paralysie générale sur la production du mal plantaire.

Enfin, autre fait non moins important à signaler.
Dans la moitié environ des cas que nous avons rapportés (Obs. II, III, VII, VIII, XIII, XIV, XV et XVII),
nous avons vu, sous l'influence manifeste du mal perforant, des exemples incontestables de rémission survenue dans le cours de la paralysie générale. Déjà,
en publiant les observations II et III dans son mémoire, en 1882, M. Christian ajoutait : « Le mal per-
« forant a-t-il été pour quelque chose dans ce résultat

« (la rémission)? Cela me paraît probable. Presque
« toutes les rémissions de la paralysie générale sur-
« viennent à la suite de suppurations prolongées; il
« me semble donc naturel de croire que le mal per-
« forant a agi à la manière d'une plaie suppurante ».
N'est-ce pas, en effet, sur la constatation de telles
rémissions, consécutives à des suppurations, que
repose l'indication thérapeutique des moyens révul-
sifs habituellement employés dans la démence paralytique, soit sous forme de sétons à la nuque, soit sous
forme de cautères ou même de pointes de feu?

Le mal perforant cependant, gangrène pour ainsi dire
sèche ou suppurant peu, à marche lente et sourde,
ne semblerait pas, de prime abord, devoir donner les
mêmes résultats qu'une suppuration prolongée ou active,
à travail inflammatoire intense. Néanmoins nous
sommes obligé de nous incliner devant les données
cliniques, devant les exemples remarquables de rémission que nous fournit un certain nombre des malades qui font l'objet de nos observations, et d'assi-
miler l'action de l'ulcère plantaire à celle d'un agent
révulsif quelconque.

Nous terminerons par les conclusions suivantes, qui
sont celles de M. Marandon de Montyel, dans son
mémoire (juin 1888), qui sert de thème à notre modeste
travail.

CONCLUSIONS

I. — La paralysie générale progressive est une cause de mal perforant au même titre que les autres affections du système nerveux.

II. — La rareté des observations de mal perforant dans la paralysie générale publiées jusqu'à ce jour tient peut-être à ce que cette complication doit être minutieusement recherchée pour être découverte, et à ce que l'attention n'a pas été suffisamment appelée sur elle.

III. — Le mal perforant se rencontre de préférence chez les paralysés généraux qui sont alcooliques ou qui, sans l'être, ont fait quelques excès de boissons.

IV. — Le mal perforant, à en juger par les faits jusqu'à ce jour connus, favoriserait les rémissions chez les paralysés généraux qui en sont atteints.

Imprimerie de l'Ouest, A. Nézan, Mayenne.

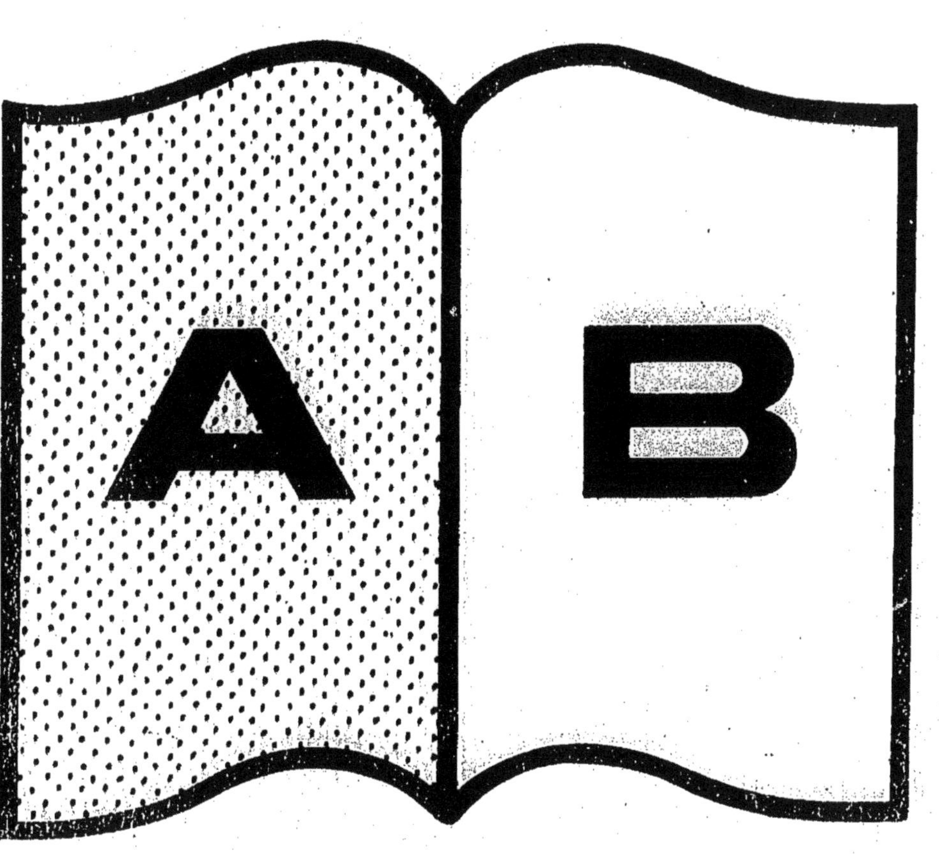

Contraste insuffisant

NF Z 43-120-14